Il Libro Di Cucina Essenziale della Dieta Chetogenica 2021

Il Miglior Libro Di Cucina Chetogenica Per Godervi Tutti I Vostri Pasti Preferiti: Dalla Colazione ai Desserts

Victoria White
Clarissa Orlando

Tabella of Contenuto

FRULLATI E RICETTE PER LA COLAZIONE

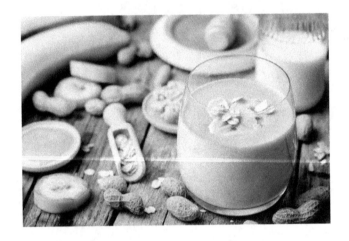

Chaffles di zucca

con patatine

Choco

Tempo di preparazione: 5 minuti

Tempo di cottura: 12 minuti

Porzioni: 3

ingredienti:

- 1 uovo
- 1/2 tazza di mozzarella triturata
- 4 cucchiaini di zucca pura
- 1/4 di cucchiaino di torta di zucca spezia
- 2 cucchiai dolcificante
- 1 cucchiaio di farina di mandorle
- 4 cucchiaini di gocce di cioccolato (senza zucchero)

metodo:

1. Accendi il tuo creatore di cialde.
2. In una ciotola, sbattere l'uovo e mescolare la zucca purea.
3. Mescolare bene.
4. Aggiungere il resto degli ingredienti uno per uno.
5. Versare 1/3 della miscela al produttore di cialde.
6. Cuocere per 4 minuti.
7. Ripetere gli stessi passaggi con la miscela rimanente.

Valore nutrizionale:

- Calorie 93
- Grasso totale 7 g
- Grassi saturi 3 g
- Colesterolo 69 mg
- Sodio 138 mg
- Potassio 48 mg
- Carboidrati totali 2 g
- Fibra alimentare 1 g
- Proteine 7 g
- Totale zuccheri 1 g

Panino alla chaffle di pancetta, uova e avocado

Tempo di preparazione: 5 minuti

Tempo di cottura: 10 minuti

Porzioni: 2

<u>ingredienti:</u>

- Spray da cucina
- 4 fette di pancetta
- 2 uova
- 1/2 avocado, purè
- 4 pula di base
- 2 foglie di lattuga

<u>metodo:</u>

1. Rivestire la padella con spray da cucina.
2. Cuocere la pancetta fino a doratura e croccante.
3. Trasferire in un piatto foderato di carta assorbente.
4. Rompere le uova nella stessa padella e cuocere fino a quando non è sodo.
5. Capovolgere e cuocere fino a quando il tuorlo è impostato.
6. Stendere l'avocado sulla pula.
7. Completa con lattuga, uovo e pancetta.

8. Top con un'altra pula.

Valore nutrizionale:

- Calorie 372
- Grasso totale 30.1g
- Grassi saturi 8,6 g
- Colesterolo 205mg
- Sodio 943mg
- Carboidrati totali 5.4g
- Fibra alimentare 3.4g
- Totale zuccheri 0,6 g
- Proteine 20.6g

Potassio 524mg

Frullato di cocco

al mirtillo rosso

Tempo di preparazione: 5 minuti Tempo di cottura:
5 minuti Servire: 1

ingredienti:

- 1 tazza di latte di cocco non zuccherato
- 1 cucchiaio di olio MCT
- 1 cucchiaino eritolo
- 1/2 tazza di mirtilli rossi freschi

Indicazioni:

- Aggiungere tutti gli ingredienti nel frullatore e frullare fino a quando liscio.
- Servire e divertirsi.

Valore nutrizionale (importo per porzione):

Calorie 175

Grasso 18 g

Carboidrati 12 g

Zucchero 7 g

Proteine 0 g

Colesterolo 0 mg

Frullato di avocado

alla fragola

cremoso

Tempo di preparazione: 5 minuti Tempo di cottura:
5 minuti Servire: 2

ingredienti:

- 2/3 tazza fragole
- 1/2 tazza di ghiaccio
- 5 gocce di stevia liquida
- 1 cucchiaio di succo di lime
- 1 1/2 tazze latte di cocco non zuccherato
- 1 avocado

Indicazioni:

1. Aggiungere tutti gli ingredienti nel frullatore e frullare fino a quando liscio.
2. Servire e divertirsi.

Valore nutrizionale (importo per porzione):

Calorie 243

Grasso 21,7 g

Carboidrati 13,3 g

Zucchero 2,9 g

Proteine 2,2 g

Colesterolo 0g

Waffle choco con crema di formaggio

Tempo di preparazione: 5 minuti

Tempo di cottura: 8 minuti

Porzioni: 2

ingredienti:

Choco Chaffle

- 2 cucchiai di cacao in polvere
- 1 cucchiaio di farina di mandorle
- 1/4 di cucchiaino di lievito in polvere
- 2 cucchiai dolcificante
- 1 uovo, sbattuto
- 1/2 cucchiaino di estratto di vaniglia
- 1 cucchiaio di panna da frusta pesante

glassa

- 2 cucchiai di crema di formaggio
- 2 cucchiaini di zucchero del pasticcere (sterzata)
- 1/8 cucchiaino di estratto di vaniglia
- 1 cucchiaino di panna pesante

metodo:

1. Unire tutti gli ingredienti della pula choco in una grande ciotola, aggiungendo gli ingredienti bagnati per ultimi.

2. Mescolare bene.

3. Collega il produttore di cialde.

4. Versare metà della miscela nel dispositivo.

5. Chiudere e cuocere per 4 minuti.

6. Cuocere l'altra cialda.

7. Durante l'attesa, fai la glassa aggiungendo crema di formaggio a una ciotola a prova di calore.

8. Mettere nel microonde.

9. Microonde per 8 secondi.

10. Utilizzare un mixer per miscelare la crema di formaggio con il resto degli ingredienti di glassa.

11. Processo fino a soffice.

12. Stendere la glassa sopra la pula.

13. Metti sopra un'altra pula.

14. Pipe il resto della glassa sopra la pula.

15. **Affettare e servire.**

Valore nutrizionale:

- Calorie 151

- Grasso totale 13 g

- Grassi saturi 6 g

- Colesterolo 111 mg

- Sodio 83 mg

- Potassio 190 mg

- Carboidrati totali 5 g

- Fibra alimentare 2 g

- Proteine 6 g

- Totale zuccheri 1 g

Braciole di maiale
al forno succose
e tenere

Tempo di preparazione: 10 minuti Tempo di cottura: 35 minuti Servire: 4

ingredienti:

- 4 braciole di maiale, disossate
- 2 cucchiai di olio d'oliva
- 1/2 cucchiaino condimento italiano
- 1/2 cucchiaino paprika
- 1/2 cucchiaino aglio in polvere
- 1/4 cucchiaino pepe
- 1/2 cucchiaino sale marino

Indicazioni:

1. Preriscaldare il forno a 375 F.
2. In una piccola ciotola, mescolare insieme aglio in polvere, paprika, condimento italiano, pepe e sale.
3. Spennellare le braciole di maiale con olio e strofinare con la miscela di aglio in polvere.
4. Mettere le braciole di maiale su una teglia e cuocere in forno preriscaldato per 30-35 minuti.
5. Servire e divertirsi.

Valore nutrizionale (importo per porzione):

Calorie 320

Grasso 27 g

Carboidrati 0,5 g

Zucchero 0,2 g

Proteine 18 g

Colesterolo 69 mg

Panino con chaffle al prosciutto dalla faccia aperta e peperone verde

Tempo di preparazione: 10 minuti

Tempo di cottura: 10 minuti

Porzioni: 2

ingredienti:

- 2 fette di prosciutto
- Spray da cucina
- 1 peperone verde, tagliato a strisce
- 2 fette di formaggio
- 1 cucchiaio di olive nere, snocciolato e affettato
- 2 pula di base

metodo:

1. Cuocere il prosciutto in una padella rivestita con olio a fuoco medio.
2. Quindi, cuocere il peperone.
3. Assembla il panino a faccia aperta topping ogni pula con prosciutto e formaggio, peperone e olive.
4. Tostare in forno fino a quando il formaggio si è sciolto un po '.

Valore nutrizionale:

- Calorie 365
- Grasso totale 24.6g
- Grassi saturi 13,6 g
- Colesterolo 91mg
- Sodio 1154mg
- Potassio 440mg
- Carboidrati totali 8g
- Fibra alimentare 2.6g
- Proteine 24.5g

Totale Zuccheri 6.3g

RICETTE DI MAIALE, MANZO E AGNELLO

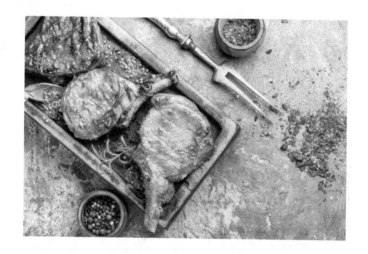

Delizioso maiale

tritato

Tempo di preparazione: 10 minuti Tempo di cottura: 20 minuti

Servire: 3

ingredienti:

- 14 oz maiale tritato
- 1/4 tazza peperone verde, tritato
- 1/2 cipolla, tritata
- 2 cucchiai di acqua
- 1/4 cucchiaino cumino in polvere
- Ketchup da 3/4 tazza, senza zucchero
- 1/2 cucchiaio di olio d'oliva
- pepe
- sale

Indicazioni:

1. Scaldare l'olio in padella a fuoco medio.
2. Aggiungere pepe e cipolla e soffriggere fino ad ammorbidire.
3. Aggiungere carne, pepe, cumino in polvere e sale e cuocere fino a doratura.
4. Aggiungere acqua e ketchup e mescolare bene. Portare a ebollizione.
5. Servire e divertirsi.

Valore nutrizionale (importo per porzione):

Calorie 275

Grasso 7 g

Carboidrati 14 g

Zucchero 13 g

Proteine 36 g

Colesterolo 95 mg

PASTI SENZA CARNE

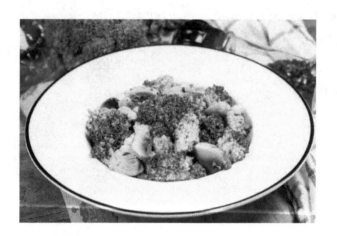

Broccoli arrostiti

Tempo di preparazione: 10 minuti Tempo di cottura: 15 minuti

Servire: 4

ingredienti:

- Broccoli da 2 libbre, tagliati a cimette
- 3 cucchiai di olio d'oliva
- 1 cucchiaio di succo di limone
- 1/4 tazza parmigiano grattugiato
- 1/4 tazza mandorle, affettate e tostate
- 3 spicchi d'aglio, affettati
- 1/2 cucchiaino fiocchi di peperone rosso
- 1/4 cucchiaino pepe
- 1/4 cucchiaino sale

Indicazioni:

1. Preriscaldare il forno a 425 F.
2. Aggiungere broccoli, pepe, sale, aglio e olio in grande ciotola e mescolare bene.
3. Stendere i broccoli sulla teglia e arrostire per 20 minuti.
4. Aggiungere succo di limone, formaggio grattugiato, fiocchi di peperone rosso e mandorle sui broccoli e sgusciare bene.

5. Servire e divertirsi.

Valore nutrizionale (importo per porzione):

Calorie 205

Grasso 16 g

Carboidrati 13 g

Zucchero 3 g

Proteine 7,5 g

Colesterolo 6 mg

BRUNCH E
CENA

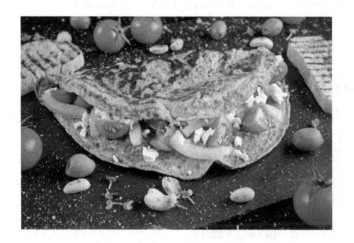

Frittelle di spinaci

di chia

Tempo di preparazione: 10 minuti Tempo di cottura: 5
minuti

Servire: 6

ingredienti:

- 4 uova

- 1/2 tazza farina di cocco

- 1 tazza di latte di cocco

- 1/4 tazza semi di chia

- 1 tazza di spinaci, tritati

- 1 cucchiaino bicarbonato di sodio

- 1/2 cucchiaino pepe

- 1/2 cucchiaino sale

Indicazioni:

1. Sbattere le uova in una ciotola fino a quando non sono
   schiumosi.

2. Unire tutti gli ingredienti secchi e aggiungere in miscela
   di uova e sbattere fino a quando liscio. Aggiungere gli
   spinaci e mescolare bene.

3. Padella unta con burro e calore a fuoco medio.

4. Versare 3-4 cucchiai di pastella sulla padella e
   preparare il pancake.

5. Cuocere il pancake fino a quando leggermente

dorato marrone da entrambi i lati.

6. Servire e divertirsi.

Valore nutrizionale (importo per porzione):

Calorie 111

Grasso 7,2 g

Carboidrati 6 g

Zucchero 0,4 g

Proteine 6,3 g

Colesterolo 110 mg

RICETTE DI FRUTTI DI MARE E PESCE

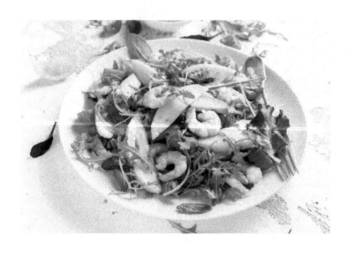

Delizioso tuffo di pesce

Tempo di preparazione: 10 minuti Tempo di cottura: 30 minuti

Servire: 16

ingredienti:

- 1/2 lb gamberetti, cotti
- 4 oz latta peperoncini verdi
- 2 tazze di formaggio jack al pepe
- Crema di formaggio da 4 once
- 1/2 cucchiaino vecchio condimento baia
- 2 spicchi d'aglio tritati
- 1/2 tazza spinaci, tritati
- 1/2 tazza di cipolla, tritata
- 2 cucchiai di burro
- 4 oz carne di granchio

Indicazioni:

1. Preriscaldare il forno a 425 F.
2. Sciogliere il burro in una padella a fuoco medio.
3. Aggiungere aglio, vecchio condimento della baia, spinaci, carne di granchio, peperoncini e gamberetti e cuocere per 4-5 minuti.
4. Aggiungere 1 tazza di formaggio jack al pepe e crema

di formaggio.

5. Finire con il formaggio rimanente e cuocere per 20 minuti.

6. Servire e divertirsi.

Valore nutrizionale (importo per porzione):

Calorie 63

Grasso 4 g

Carboidrati 1 g

Zucchero 0,2 g

Proteine 5 g

Colesterolo 45 mg

DESSERT E BEVANDE

Palline di mandorle alla cannella

Tempo di preparazione: 10 minuti Tempo di cottura: 5 minuti Servire: 12

ingredienti:

- 1 cucchiaino cannella
- 3 cucchiai di eritolo
- 1 1/4 tazza farina di mandorle
- 1 tazza di burro di arachidi
- Pizzico di sale

Indicazioni:

1. Aggiungere tutti gli ingredienti nella ciotola e mescolare bene.
2. Coprire e mettere la ciotola in frigo per 30 minuti.
3. Fare palla di piccole dimensioni morso dalla miscela e servire.

Valore nutrizionale (importo per porzione):

Calorie 160

Grasso 12 g

Carboidrati 5 g

Zucchero 1 g

Proteine 6 g

Colesterolo 0 mg

ZUPPE, STUFATI E INSALATE

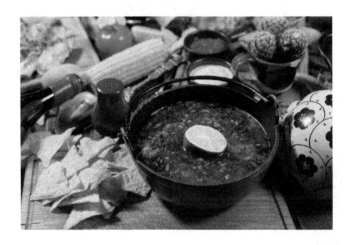

Zuppa cremosa di salsa di granchio

Tempo di preparazione: 10 minuti Tempo di cottura: 5 minuti

Servire: 8

ingredienti:

- 1 libbre di granchio
- 1 tazza di parmigiano grattugiato
- 2 3/4 tazza metà e metà
- 8 oz crema di formaggio
- 1 cucchiaio di condimento bae
- 1 cucchiaio di burro
- pepe
- sale

Indicazioni:

1. Sciogliere il burro in una casseruola a fuoco medio.

2. Aggiungere metà e metà e crema di formaggio e mescolare fino a cremoso.

3. Aggiungere il formaggio e mescolare fino a quando il formaggio non viene sciolto.

4. Aggiungere la carne di granchio e abbassare il fuoco e cuocere fino a quando la carne di granchio non viene riscaldata.

5. Servire e divertirsi.

Valore nutrizionale (importo per porzione):

Calorie 350

Grasso 27 g

Carboidrati 5 g

Zucchero 2 g

Proteine 20 g

Colesterolo 130 m

RICETTE PER LA COLAZIONE

Tè detox a basso contenuto di carboidrati

Serve: 1

Tempo di preparazione: 10 minuti

ingredienti

- 2 cucchiai di aceto di sidro di mele
- 1 scoop Stevia
- 1 tazza d'acqua
- 2 cucchiai di succo di limone
- 1 cucchiaino di cannella

Indicazioni

1. Far bollire l'acqua e aggiungere gli ingredienti rimanenti.
2. Versare in una tazza e servire caldo.

Importo nutrizionale per porzione

Calorie 19

Grassi totali 0,3g 0% Grassi saturi 0,3g 1% Colesterolo 0mg

0%

Sodio 15mg 1%

Carboidrati totali 2.8g 1% Fibra alimentare 1.3g 5%

Zuccheri totali 0,8g Proteine 0,3g

ANTIPASTI E DESSERT

Verdure dal collare con pomodorini a scoppio

Serve: 4

Tempo di prepara-

zione: 25 minuti In-

gredienti

- 1 libbra verde colletto

- 3 strisce di pancetta, cotte e croccanti

- 1/4 tazza pomodorini

- Sale e pepe nero, a piacere

- 2 cucchiai di brodo di pollo

Indicazioni

1. Mettere i verdi con colletto, i pomodorini e il brodo di pollo in una pentola e mescolare delicatamente.
2. Cuocere per circa 8 minuti e condire con sale e pepe nero.
3. Cuocere per circa 2 minuti e mescolare la pancetta.
4. Cuocere per circa 3 minuti e preparare in una ciotola per servire caldo.

Quantità nutrizionale per porzione calorie 110

Grasso totale 7,6g 10%

Grassi saturi 2,3g 11%
Colesterolo 0mg 0%

Sodio 268mg 12%

Carboidrati totali 6.7g 2%
Fibra alimentare 3.9g 14%

Zuccheri totali 0.3g

Proteine 5.7g

Pomodori parmigiani al basilico

Serve: 6Prep Tempo: 30 minuti Ingredienti

- 1/2 cucchiaino di origano essiccato

- 4 pomodori rom

- Spezie: cipolla in polvere, aglio in polvere, sale marino e pepe nero

- 1/2 tazza parmigiano, triturato

- 12 piccole foglie di basilico

fresco Indicazioni

1. Preriscaldare il forno a 4250F e ungere leggermente una teglia.
2. Mescolare origano essiccato, cipolla in polvere, aglio in polvere, sale marino e pepe nero in una piccola ciotola.
3. Disporre le fette di pomodoro su una teglia e cospargere con la miscela di condimento.
4. Completa con parmigiano e foglie di basilico e trasferisci al forno.
5. Cuocere in forno per circa 20 minuti e togliere dal forno per servire.

Importo nutrizionale per porzione

Calorie 49

Colesterolo 7mg 2%

Grassi totali 2,2 g 3%

Sodio 91mg 4%

Grassi saturi 1,4g 7%

Carboidrati totali 4.3g 2%

Fibra alimentare 1.2g 4%

Totale Zuccheri 2.4g

Colesterolo 0mg 0%

Fibra alimentare 5.6g 20%

Sodio 3mg 0%

Zuccheri totali 4.9g

Carboidrati totali 10g 4%

Proteine 1.7g

Pepe Jack Bruxelles Germogli

Serve: 9

Tempo di prepara-
zione: 20 minuti In-
gredienti

- 2 libbre cavoletti di Bruxelles, dimezzati e bolliti

- 2 cucchiai di aglio, tritati

- 3 tazze di formaggio jack al pepe, triturato

- 2 cucchiai di olio di cocco

- 1 tazza panna

acida Indicazioni

1. Scaldare l'olio in una padella a fuoco medio e aggiungere aglio.
2. Soffriggere per circa 1 minuto e mescolare la panna acida e il formaggio jack al pepe.
3. Cuocere per circa 5 minuti a fuoco medio basso e aggiungere cavoletti di Bruxelles.
4. Mescolare per rivestire bene e coprire con il coperchio.
5. Cuocere per circa 5 minuti e preparare in una ciotola da servire.

Importo nutrizionale per porzione

Calorie 274

Grasso totale 20,7g 27%

Grassi saturi 14.1g

70% Colesterolo

51mg 17%
Sodio 266mg 12%

Carboidrati totali 10.9g 4%

Fibra alimentare 3.8g

14% Zuccheri totali

2.2g Proteina 13.7g

Frittelle di broccoli con formaggio Cheddar

Serve: 4

Tempo di preparazione: 20 minuti

ingredienti

- 1 tazza di formaggio cheddar, triturato
- 8 once di broccoli, tritati, cotti al vapore e drenato
- 2 uova grandi, sbattute
- 1 cucchiaio di olio di avocado
- 2 cucchiai di fibra d'avena

Indicazioni

1. Mescolare i broccoli con formaggio cheddar, uova e fibra d'avena in una ciotola.
2. Scaldare l'olio di avocado a fuoco medio in una padella antiaerea e aggiungere la miscela di broccoli in piccoli pezzi.
3. Cuocere per circa 5 minuti su entrambi i lati fino a doratura e piatto su un piatto da servire.

Importo nutrizionale per porzione

Calorie 178

Grasso totale 12.6g 16% Grassi saturi 6.8g 34%

Colesterolo 123mg 41%

Sodio 236mg 10%

Carboidrati totali 5.3g 2% Fibra alimentare 2g 7%

Zuccheri totali 1,4g Proteine 12,1g

Latte di zucca al burro rosonato

Serve: 2

Tempo di preparazione: 10 minuti

ingredienti

- 2 scatti espresso
- 2 cucchiai di burro
- 2 scoop Stevia
- 2 tazze di latte di mandorla caldo
- 4 cucchiai di purea di zucca

Indicazioni

1. Scaldare il burro a fuoco basso in una piccola padella e lasciare rosolare leggermente.
2. Prepara due bicchieri di espresso e mescola nella Stevia.
3. Aggiungere il burro rosonato insieme alla purea di zucca e al latte di mandorla caldo.
4. Frullare per circa 10 secondi in alto e versare in 2 tazze da servire.

Importo nutrizionale per porzione

Calorie 227

Grasso totale 22.6g 29% Grassi saturi 18.3g 92%

Colesterolo 31mg 10%

Sodio 93mg 4%

Carboidrati totali 4.5g 2% Fibra alimentare 0.9g 3%

Zuccheri totali 1g, Proteine 1,5g

Fette di melanzane all'aglio speziato arrosto

Serve: 4

Tempo di prepara-

zione: 35 minuti In-

gredienti

- 2 cucchiai di olio d'oliva

- 1 melanzane, affettata a tondi

- 1 cucchiaino di aglio in polvere

- Sale e peperone rosso

- 1/2 cucchiaino di condi-

mento italiano Indicazioni

2. Preriscaldare il forno a 4000F e allineare una teglia con carta pergamena.
3. Disporre le fette di melanzane su una teglia e co-spargere con olio d'oliva.
4. Condire con condimento italiano, aglio in polvere, sale e peperone rosso.
5. Trasferire al forno e cuocere per circa 25 minuti.
6. Togliere dal forno e servire caldo.

Quantità nutrizionale per porzione calorie 123

Grasso totale 9.7g 12%

Grassi saturi 1,4 g 7%

Curry di manzo burroso

Serve: 2

Tempo di preparazione: 30 minuti

ingredienti

- 1/2 tazza burro

- 1/2 libbra di manzo nutrito con erba

- 1/2 libbra di cipolle

- Sale e peperoncino rosso in polvere, a piacere

- 1/2 libbra di sedano, tritato

Indicazioni

1. Mettere un po 'd'acqua in una pentola a pressione e aggiungere tutti gli ingredienti.

2. Bloccare il coperchio e cuocere sull'Alta Pressione per circa 15 minuti.

3. Rilasciare naturalmente la pressione e sbolbollere il curry in una ciotola da servire.

Importo nutrizionale per porzione

Calorie 450

Grasso totale 38.4g 49% Grassi saturi 22.5g 113%

Colesterolo 132mg 44%

Sodio 340mg 15%

Carboidrati totali 9.8g 4% Fibra alimentare 3.1g

11% Zuccheri totali 4.3g

Proteine 17.2g

Mini peperoni al

forno

Serve: 4

Tempo di preparazione: 30 minuti

ingredienti

- Chorizo, essiccato all'aria e affettato sottilmente

- Mini peperoni, affettati longitudinalmente

- 8 oz. crema di formaggio

- 1 tazza di formaggio cheddar, triturato

- 1 cucchiaio di pasta di chipotle lieve

Indicazioni

1. Preriscaldare il forno a 4000F e ungere una grande teglia.

2. Mescolare crema di formaggio, pasta di chipotle, peperoni e chorizo in una piccola ciotola.

3. Mescolare il composto fino a quando liscio e trasferire alla teglia.

4. Completa con formaggio cheddar e metti nel forno.

5. Cuocere per circa 20 minuti fino a quando il formaggio è dorato e cuocere su un piatto.

Importo nutrizionale per porzione

Calorie 364

Grasso totale 31.9g 41% Grassi saturi 19.4g 97%

Colesterolo 98mg 33%

Sodio 491mg 21%

Carboidrati totali 6g 2% Fibra alimentare 0,7g

2% Zuccheri totali 2,9g

Proteine 13.8g

RICETTE DI POLLO
E POLLAME

Pollo arrosto con
burro di erbe

Serve: 6

Tempo di preparazione: 30 minuti

ingredienti

- 1 cucchiaio di pasta di aglio
- 6 cosce di pollo
- 4 tazze d'acqua
- Sale, a piacere
- 4 cucchiai di burro allevato

Indicazioni

1. Condire le cosce di pollo con sale e mescolare con pasta di aglio.
2. Mettere un rack in una pentola a pressione elettrica e aggiungere acqua.
3. Posizionare i pezzi di pollo marinati sul rack e bloccare il coperchio.
4. Cuocere ad alta pressione per circa 15 minuti.
5. Rilasciare naturalmente la pressione e il piatto in un

piatto.

6.   Stendere il burro di erbe sulle cosce di pollo e servire.

Importo nutrizionale per porzione

Calorie 304

Grasso totale 12.7g 16% Grassi saturi 3.8g 19%

Colesterolo 137mg 46%

Sodio 177mg 8%

Carboidrati totali 0.7g 0% Fibra alimentare 0g 0%

Totale zuccheri 0,1 g

Proteine 44g

RICETTE PER
LA
COLAZIONE

Deliziose patatine

al tofu

Tempo totale: 50 minuti Serve: 4

ingredienti:

- Tofu fermo da 15 once, drenato, pressato e tagliato a lunghe strisce
- 1/4 cucchiaino aglio in polvere
- 1/4 cucchiaino polvere di cipolla
- 1/4 cucchiaino pepe di cayenna
- 1/4 cucchiaino paprika
- 1/2 cucchiaino origano
- 1/2 cucchiaino basilico
- 2 cucchiai di olio d'oliva
- pepe
- sale

irections:

1. Preriscaldare il forno a 190 C/ 375 F.
2. Aggiungere tutti gli ingredienti nella grande ciotola e mescolare bene.

47

3. Posizionare strisce di tofu marinate su una teglia e cuocere in forno preriscaldato per 20 minuti.

4. Girare le strisce di tofu dall'altra parte e cuocere per altri 20 minuti.

5. Servire e divertirsi.

Valore nutrizionale (quantità per porzione): calorie 137; Grasso 11,5 g; Carboidrati 2.3 g; Zucchero 0,8 g; Proteine 8,8 g; Colesterolo 0 mg

RICETTE DI MAIALE E MANZO

Bistecche di manzo

alla senape

Serve: 4

Tempo di preparazione: 40 minuti

ingredienti

- 2 cucchiai di burro

- 2 cucchiai di senape di Digione

- 4 bistecche di manzo

- Sale e pepe nero, a piacere

- 1 cucchiaio di rosmarino fresco, tritato grossolanamente

Indicazioni

1. Marinare le bistecche di manzo con senape di Digione, rosmarino fresco, sale e pepe nero per circa 2 ore.

2. Metti il burro e le bistecche di manzo marinate in una padella antiaerea.

3. Coprire il coperchio e cuocere per circa 30 minuti a fuoco medio basso.

4. Piatto fuori quando completamente cotto e servire caldo.

Importo nutrizionale per porzione

Calorie 217

Grasso totale 11.5g 15% Grassi saturi 5.7g 29%

Colesterolo 91mg 30%

Sodio 186mg 8%

Carboidrati totali 1g 0% Fibra alimentare 0,6g 2%

Zuccheri totali 0,1g

Proteine 26.3g

RICETTE DI PESCE

Curry di cocco di merluzzo

Serve: 6

Tempo di preparazione: 35 minuti

ingredienti

- 1 cipolla tritata
- 2 libbre di merluzzo
- 1 tazza di cocco secco, tritato
- Sale e pepe nero, a piacere
- 1 tazza di succo di limone fresco

Indicazioni

1. Mettere il merluzzo insieme a tutti gli altri ingredienti in una pentola a pressione.
2. Aggiungere 2 tazze d'acqua e coprire il coperchio.
3. Cuocere ad alta pressione per circa 25 minuti e rilasciare naturalmente la pressione.
4. Aprire il coperchio e sparolare il curry per servire caldo.

Importo nutrizionale per porzione

Calorie 223

Grasso totale 6.1g 8% Grassi saturi 4.5g 23%

Colesterolo 83mg 28%

Sodio 129mg 6%

Carboidrati totali 4.6g 2% Fibra alimentare 1.8g 6%

Zuccheri totali 2,5g Proteine 35,5g

Budino sano di
chia-mandorla

Tempo totale: 10 minuti Serve: 2

ingredienti:

- 1/2 cucchiaino estratto di vaniglia
- 1/4 cucchiaino estratto di mandorle
- 2 cucchiai di mandorle macinate
- 1 1/2 tazze latte di mandorla non zuccherato
- 1/4 tazza semi di chia

Indicazioni:

1. Aggiungere i semi di chia nel latte di mandorla e immergere per 1 ora.
2. Aggiungere il seme di chia e il latte di mandorla nel frullatore.
3. Aggiungere gli ingredienti rimanenti al frullatore e frullare fino a quando liscio e cremoso.
4. Servire e divertirsi.

Valore nutrizionale (quantità per porzione): calorie 138; Grasso 10,2 g; Carboidrati 6 g; Zucchero 0,5 g; Proteine 5.1 g; Colesterolo 0 mg;

Insalata di verdure

Tempo totale: 15 minuti Serve: 6

ingredienti:

- 2 tazze cimette di cavolfiore

- 2 tazze carote, tritate

- 2 tazze pomodorini, dimezzati

- 2 cucchiai di slitte tritate

- 1 peperone, seminato e tritato

- 1 cetriolo, seminato e tritato

- Per vestire:

- 2 spicchi d'aglio tritati

- 1/2 tazza aceto di vino rosso

- 1/2 tazza di olio d'oliva

- pepe

- Sal

Indicazioni:

1. In una piccola ciotola, unire tutti gli ingredienti di
   medicazione.

2. Aggiungere tutti gli ingredienti dell'insalata alla grande ciotola
   e mescolare bene.

3. Versare il condimento sull'insalata e gettare bene.

4. Mettere insalatiera in frigorifero per 4 ore.

5. Servire freddo e godere.

Valore nutrizionale (importo per porzione): calorie 200; Grassi 17,1 g; Carboidrati 12.1 g; Zucchero 6.1 g; Proteine 2,2 g; Colesterolo 0 mg;

Deliziose bistecche

di cavolo

Tempo totale: 1 ora e 10 minuti

Serve: 6

ingredienti:

- 1 testa di cavolo medio, fetta 1" di spessore
- 2 cucchiai di olio d'oliva
- 1 cucchiaio di aglio, tritato
- pepe
- sale

Indicazioni:

1. In una piccola ciotola, mescolare l'aglio
   e olio d'oliva.

2. Spazzolare l'aglio e la miscela di olio d'oliva su entrambi
   i lati di cavolo a fette.

3. Condire le fette di cavolo con pepe e sale.

4. Mettere le fette di cavolo su una teglia e cuocere a 350 F
   / 180 C per 1 ora. Girare dopo 30 minuti.

5. Servire e divertirsi.

**Valore nutrizionale (quantità per porzione): calorie 72;
Grassi 4,8 g; Carboidrati 7,4 g;
Zucchero 3,8 g; Proteine 1,6 g; Colesterolo 0 mg;**

RICETTE PER LA CENA

Zuppa di asparagi di cavolfiore

Tempo totale: 30 minuti Serve: 4

ingredienti:

- 20 lance di asparagi, tritate
- 4 tazze brodo vegetale
- 1/2 testa di cavolfiore, tritata
- 2 spicchi d'aglio, tritati
- 1 cucchiaio di olio di cocco
- pepe
- sale

Indicazioni:

1. Scaldare l'olio di cocco in una grande casseruola a fuoco medio.
2. Aggiungere l'aglio e soffriggere fino ad ammorbidire.
3. Aggiungere cavolfiore, brodo vegetale, pepe e sale. Mescolare bene e portare a ebollizione.
4. Ridurre il calore a fuoco basso e cuocere a fuoco lento per 20 minuti.
5. Aggiungere gli asparagi tritati e cuocere fino ad

ammorbidire.

6. Purea la zuppa con un frullatore ad immersione fino a quando non è liscia e cremosa.

7. Mescolare bene e servire caldo.

Valore nutrizionale (quantità per porzione): calorie 74; Grassi 5,6 g; Carboidrati 8,9 g; Zucchero 5.1 g; Proteine 3,4 g; Colesterolo 2 mg;

Frittelle di zucchine di cavolfiore

Tempo totale: 15 minuti Serve: 4

ingredienti:

- 3 tazze cimette di cavolfiore
- 1/4 cucchiaino pepe nero
- 1/4 tazza farina di cocco
- 2 zucchine medie, grattugiate e spremute
- 1 cucchiaio di olio di cocco
- 1/2 cucchiaino sale marino

Indicazioni:

1. Cimette di cavolfiore a vapore per 5 minuti.
2. Aggiungere il cavolfiore nel robot da cucina e elaborare fino a quando non sembra riso.
3. Aggiungere tutti gli ingredienti tranne l'olio di cocco nella grande ciotola e mescolare fino a quando ben combinato.
4. Fare piccole polpette rotonde dalla miscela e mettere da parte.
5. Scaldare l'olio di cocco in una padella a fuoco medio.
6. Mettere le polpette sulla padella e cuocere per 3-4 minuti su ciascun lato.

7. Servire e divertirsi.

Valore nutrizionale (quantità per porzione): calorie 68;
Grasso 3,8 g; Carboidrati 7,8 g;
Zucchero 3,6 g; Proteine 2,8 g; Colesterolo 0 mg;

Squash di spaghetti

alle erbe

Tempo totale: minuti Serve: 4

ingredienti:

- 4 tazze spaghetti squash, cotti
- 1/2 cucchiaino pepe
- 1/2 cucchiaino salvia
- 1 cucchiaino prezzemolo essiccato
- 1 cucchiaino timo essiccato
- 1 cucchiaino rosmarino essiccato
- 1 cucchiaino aglio in polvere
- 2 cucchiai di olio d'oliva
- 1 cucchiaino sale

Indicazioni:

1. Preriscaldare il forno a 350 F/ 180 C.
2. Aggiungere tutti gli ingredienti nella ciotola e mescolare bene per combinare.
3. Trasferire la miscela di ciotola nel piatto sicuro del forno e cuocere in forno preriscaldato per 15 minuti.
4. Mescolare bene e servire.

Valore nutrizionale (quantità per porzione): calorie 96; Grasso 7,7 g; Carboidrati 8,1 g; Zucchero 0,2 g; Proteine 0,9 g; Colesterolo 0 mg;

RICETTE DI DESSERT

Brownies al burro di mandorle

Tempo totale: 30 minuti Serve: 4

ingredienti:

- 1 scoop proteine in polvere

- 2 cucchiai di cacao in polvere

- 1/2 tazza burro di mandorle, fuso

- 1 tazza banane, troppo mature

Indicazioni:

1. Preriscaldare il forno a 350 F/ 176 C.

2. Spruzzare il vassoio brownie con spray da cucina.

3. Aggiungere tutti gli ingredienti nel frullatore e frullare fino a quando liscio.

4. Versare la pastella nel piatto preparato e cuocere in forno preriscaldato per 20 minuti.

5. Servire e divertirsi.

Valore nutrizionale (quantità per porzione): calorie 82; Grassi 2,1 g; Carboidrati 11.4 g; Proteine 6,9 g; Zuccheri 5 g; Colesterolo 16 mg;

RICETTE PER LA COLAZIONE

Pizza per la

colazione

Potresti semplicemente voler cenare a colazione con questa pizza brillantemente abbondante. Naturalmente, potresti sempre farlo in qualsiasi momento della giornata.

Tempo totale di preparazione e cottura: livello di 45 minuti: intermedio

Fa: 10 fette

Proteine: 5 grammi Carboidrati netti: 3

grammi Grassi: 8 grammi

Zucchero: 1 grammo

Calorie: 121

Cosa ti serve:

Per la crosta:

- 6 grandi uova bianche
- 1/2 tazza farina di cocco
- 8 once di latte di cocco, non zuccherato
- 2 cucchiaino aglio in polvere
- 1 cucchiaino polvere di cipolla
- 2 cucchiaino condimento italiano
- 1/2 cucchiaino bicarbonato di sodio

63

Per i condimenti:

- 1 cucchiaio di olio extravergine di oliva
- 3 uova grandi
- 1 pomodoro, affettato sottilmente
- 8 once.
- 1/2 cucchiaino peperone rosso, scaglie

Passi:

1. Impostare la stufa alla temperatura di 375 ° Fahrenheit per riscaldare. Coprire una grande lastra piatta con fodera da forno.

2. In un piatto di miscelazione, frullare il latte di cocco, gli albumi e la farina di cocco fino a quando combinati.

3. Spezia con condimento italiano, aglio in polvere e cipolla in polvere.

4. Stendere uniformemente la pastella sul foglio piatto predisposto in un rettangolo.

5. Riscaldare per circa 15 minuti fino a quando non è croccante e rimuovere.

6. Ridurre la temperatura della stufa a 350 ° Fahrenheit.

7. Mentre sei ancora caldo, spazzola l'olio d'oliva su tutta la crosta.

8. Stratificazione degli spinaci e dei pomodori sulla crosta. Rompere le uova e versare sulla parte superiore con attenzione. Infine, polvere con il peperone rosso.

9. Scaldare per altri 12 minuti fino a quando le uova

non sono completamente cotte e rimuovere.

10. Affettare in 10 sezioni e servire caldo.

RICETTE PER IL PRANZO

Insalata di pollo

all'avocado

Goditi questo mix colorato della consueta insalata di pollo che è a basso contenuto di carboidrati e ricca di potassio. Il tuo cuore ti ringrazierà.

Tempo totale di preparazione e cottura: livello di 15 minuti: principiante

Realizzazioni: 4 aiutanti

Proteine: 14 grammi Carboidrati netti: 0,4 grammi Grassi: 2 grammi

Zucchero: 0 grammi

Calorie: 74

Cosa ti serve:

- Pollo in scatola, sgocciolato e triturato
- 1 avocado di grandi dimensioni
- Coriandolo tritato
- 1/4 cucchiaino sale
- 8 once di sedano, tritato
- 1/8 cucchiaino pepe

Passi:

1. Schiacciare l'avocado usando un frullatore di cibo per circa mezzo minuto. Unire il pollo, il sale, il coriandolo tritato, il sedano tritato e il pepe e il polso fino a quando non vengono incorporati.

2. Trasferire su un piatto da portata e divertirsi.

Suggerimento per la variazione:

Invece di pollo in scatola, puoi usare la stessa quantità di pollo rosticceria. Puoi mangiare così com'è, mettere su una foglia di lattuga o una fetta di pane a basso contenuto di carboidrati.

RICETTE PER LA CENA

Kebab di pollo

Quando affondi i denti in questo shawarma saporito, non ti manchi il pane che ne arrivava.

Tempo totale di preparazione e cottura: 45 minuti più 2 ore per marinare

Livello: Per principianti: 4 aiutanti

Proteine: 35 grammi Carboidrati netti: 1 grammo

Grasso: 16 grammi

Zucchero: 0 grammi

Calorie: 274

Cosa ti serve:

Per il pollo:

- 21 once. petto di pollo disossato o cosce

- 2/3 cucchiaino coriandolo macinato

- 6 cucchiaino olio d'oliva

- 2/3 cucchiaino cumino macinato

- 1/3 cucchiaino pepe di cayenna macinato

- 2/3 cucchiaino cardamomo di terra

- 1/3 cucchiaino aglio in polvere

- 2/3 cucchiaino curcuma macinata

- 1/3 cucchiaino polvere di cipolla

68

- 2 cucchiaino paprika in polvere

- 1 cucchiaino sale

- 4 cucchiaino succo di limone

- 1/8 cucchiaino pepe

Per la salsa tahini:

- 4 cucchiaino olio d'oliva

- 2 tbs di acqua

- 1/3 cucchiaino sale

- 4 cucchiaino pasta tahini

- 2 cucchiaino succo di limone

- 1 spicchio d'aglio, tritato

Passi:

1. Con un raschietto di gomma, frullare il coriandolo, l'olio d'oliva, il cumino, il pepe di Caienna, il cardamomo, l'aglio in polvere, la curcuma, la polvere di cipolla, la polvere di paprika, il sale, il succo di limone e il pepe in una grande vasca lidded.

2. Posizionare il pollo all'interno e disporre, in modo che siano completamente coperti dal liquido.

3. Marinare per almeno 2 ore, se non durante la notte.

4. Preriscaldare la griglia per riscaldare a 500° Fahrenheit.

5. Togliere il pollo dalla marinata e grigliare sopra le fiamme per circa 4 minuti prima di capovolgere l'altro

lato.

6. Grigliare fino a quando non rosolare su entrambi i lati e utilizzare un termometro a carne per assicurarsi che sia un Fahrenheit uniforme a 160°.

7. Portare il pollo in un piatto e raffreddare per circa 10 minuti.

8. In un piccolo piatto, mescolare l'olio d'oliva, l'acqua, il sale, la pasta tahini, il limone e l'aglio tritato fino a una consistenza liscia.

9. Affettare il pollo e servire con la salsa e gustare!

Consigli per la cottura:

1. Se non possiedi una griglia, puoi friggere questo pasto sul fornello. Una volta marinato il pollo, sciogliere un cucchiaio di burro o olio di cocco in una padella antiaderente. Friggere il pollo su ciascun lato per circa 4 minuti.

2. Cuocere il pollo è un'altra opzione. Regolare la temperatura della stufa a 400 ° Fahrenheit e arrostire per circa 20 minuti.

Suggerimento per la variazione:

1. Se ti piace un calcio al tuo pollo, puoi aggiungere più pepe di cayenna al tuo gusto preferito.

RICETTE DI DOLCI
CHETO

Barrette di zucca

Serve: 16

Tempo di preparazione: 10 minuti Tempo di cottura:
28 minuti

ingredienti:

- 2 uova
- 1 1/2 cucchiaino torta di zucca spezia
- 1/2 cucchiaino bicarbonato di sodio
- 1 cucchiaino lievito in polvere
- 1/4 tazza farina di cocco
- Purea di zucca da 8 once
- 1/2 tazza di olio di cocco, fuso
- 1/3 tazza Swerve
- Pizzico di sale

Indicazioni:

1. Preriscaldare il forno a 350 F/ 180 C.
2. Spruzzare una teglia da 9*9 pollici con spray da cucina e mettere da parte.
3. In una ciotola, sbattere le uova, il dolcificante, l'olio di cocco, la spezia di torta di zucca e la purea di zucca fino

71

a quando non sono ben combinati.

4. In un'altra ciotola, mescolare la farina di cocco, il bicarbonato di sodio, il lievito e il sale.

5. Aggiungere la miscela di farina di cocco alla miscela di uova e mescolare bene.

6. Versare la miscela di barre nella teglia preparata e stendere uniformemente.

7. Cuocere in forno preriscaldato per 28 minuti.

8. Lasciare raffreddare completamente quindi affettare e servire.

Per porzione: carboidrati netti: 1,1 g; Calorie: 73; Grasso totale: 7,5 g; Grassi saturi: 6,1 g

Proteine: 0,9 g; Carboidrati: 1,6 g; Fibra: 0,5 g; Zucchero: 0,5 g; Grassi 90% / Proteine 4% / Carboidrati 6%

RICETTE SNACK

Biscotti Brownie al cioccolato

Gommoso e cioccolatoso, non puoi sbagliare con questo spuntino di mezzogiorno o pomeriggio per curare

le tue voglie di golosi.

Tempo totale di preparazione e cottura: livello di 25 minuti: principiante

Realizza: 6 cookie

Proteine: 2 grammi

Carboidrati netti: 1,2 grammi Grasso: 5 grammi

Zucchero: 0 grammi

Calorie: 53

Cosa ti serve:

- 1 uovo, sbattuto
- 2 1/3 cucchiai di cacao in polvere
- 1 oz. crema di formaggio ammorbidito
- 2 once. Dolcificante Swerve
- 1/3 cucchiaino lievito in polvere
- 2 cucchiai di mini gocce di cioccolato fondente, non zuccherate

Passi:

1. Impostare la stufa per preriscaldare alla temperatura di Fahrenheit a 350°. Coprire una lastra piatta con fodera da forno e piattaa.

2. In un frullatore alimentare, montare la crema di formaggio, Swerve, lievito in polvere, cacao in polvere e uovo fino a quando tutti i grumi non vengono rimossi.

3. Utilizzare un raschietto in gomma per mescolare in 1 cucchiaio delle mini gocce di cioccolato.

4. Versare l'impasto sulla padella precondizione in piccoli tumuli. Premere le cime per appiattire e spolverare con il cucchiaio rimanente di mini gocce di cioccolato.

5. Riscaldare nella stufa per circa 12 minuti e rimuovere al bancone.

6. Attendere circa 10 minuti prima di rimuovere dal foglio dei biscotti e divertirsi!

torta

Cheesecake di

zucca

Serve: 8

Tempo di preparazione: 15 minuti Tempo di cottura: 1
ora e 10 minuti

ingredienti:

Per crust:

- 1/2 tazza farina di mandorle
- 1 cucchiaio di sterzata
- 1/4 tazza burro, fuso
- 1 cucchiaio di farina di semi di lino

Per il riempimento:

- 3 uova
- 1/2 cucchiaino cannella macinata
- 1/2 cucchiaino vaniglia
- 2/3 tazza purea di zucca
- 15.5 oz crema di formaggio
- 1/4 cucchiaino noce moscata macinata
- 2/3 tazza Swerve
- Pizzico di sale

Indicazioni:

1. Preriscaldare il forno a 300 F/ 150 C.
2. Spruzzare una padella a molla da 9 pollici con spray da cucina. accantonare.
3. Per crust: In una ciotola, mescolare farina di mandorle, sterzata, farina di semi di lino,

   e sale.
4. Aggiungere il burro fuso e mescolare bene per combinare.
5. Trasferire la miscela di crosta nella padella preparata e premere verso il basso in modo uniforme con una punta delle dita.
6. Cuocere in forno per 10-15 minuti.
7. Togliere dal forno e lasciare raffreddare per 10 minuti.
8. Per il ripieno di cheesecake: In una grande ciotola, sbattere la crema di formaggio fino a quando non è liscia e cremosa.
9. Aggiungere uova, vaniglia, sterzata, purea di zucca, noce moscata, cannella e sale e mescolare fino a quando ben combinati.
10. Versare la pastella cheesecake nella crosta preparata e diffonderla uniformemente.
11. Cuocere in forno per 50-55 minuti.
12. Togliere la cheesecake dal forno e mettere da parte per raffreddare completamente.

13. Mettere cheesecake in frigo per 4 ore.

14. Fette e servire.

Per porzione: carboidrati netti: 3,9 g; Calorie: 320 Grassi Totali: 30,4g; Grassi saturi: 16,6 g

Proteine: 8.2g; Carboidrati: 5,6 g; Fibra: 1,7 g; Zucchero: 1,2 g; Grassi 86% / Proteine 10% / Carboidrati 4%

CARAMELLE: PRINCIPIANTE

Caramelle al cioccolato

Serve: 10

Tempo di preparazione: 5 minuti Tempo di cottura: 10 minuti

ingredienti:

- 1/2 tazza di olio di cocco
- 1/2 tazza cacao non zuccherato in polvere
- 1/2 tazza burro di mandorle
- 1 cucchiaio di stevia
- 1/2 cucchiaio di sale marino

Indicazioni:

1. Sciogliere l'olio di cocco e il burro di mandorle in una casseruola e a fuoco medio.
2. Aggiungere cacao in polvere e dolcificante e mescolare bene.
3. Togliere la padella dal fuoco e lasciarla raffreddare per 5 minuti.
4. Versare la miscela di casseruola nello stampo di caramelle al silicone e mettere in frigorifero per 15 minuti o fino a quando non è impostato.
5. Servire e divertirsi.

Per porzione: Carboidrati netti: 1g; Calorie: 109; Grasso totale: 11,9 g; Grassi saturi: 9,8 g

Proteine: 1g; Carboidrati: 2,5 g; Fibra: 1,5 g; Zucchero: 0,1 g; Grassi 98% / Proteine 1% / Carboidrati 1%

BISCOTTI: PRINCIPIANTE

Biscotti croccanti per frolla

Serve: 6

Tempo di preparazione: 10 minuti Tempo di cottura: 10 minuti

ingredienti:

- 1 1/4 tazza farina di mandorle
- 1/2 cucchiaino vaniglia
- 3 cucchiai di burro, ammorbidito
- 1/4 tazza Swerve
- Pizzico di sale

Indicazioni:

1. Preriscaldare il forno a 350 F/ 180 C.
2. In una ciotola, mescolare la farina di mandorle, sterzare e sale.
3. Aggiungere vaniglia e burro e mescolare fino a formare l'impasto.
4. Preparare i biscotti dalla miscela e posizionare su una teglia.
5. Cuocere in forno preriscaldato per 10 minuti.

6. Lasciare raffreddare completamente quindi servire.

Per porzione: carboidrati netti: 2,6 g; Calorie: 185; Grasso totale: 17,4 g; Grassi saturi: 4,5 g

Proteine: 5.1g; Carboidrati: 5.1g; Fibra: 2,5 g; Zucchero: 0,9 g; Grassi 84% / Proteine 11% / Carboidrati 5%

INSOLITE DELIZIOSE RICETTE PER I PASTI

Hamburger di melanzane

Questo pasto cinese aggiungerà una discreta quantità di colore al tuo tavolo da pranzo e costruirà i muscoli dopo l'allenamento.

Tempo totale di preparazione e cottura: 40 minuti

Livello: Principiante

Realizzazioni: 4 aiutanti

Proteine: 26 grammi Carboidrati netti: 6 grammi Grassi: 5 grammi

Zucchero: 0 grammi

Calorie: 205

Cosa ti serve:

Per gli hamburger:

- 1/2 lb. maiale macinato
- 2 melanzane giapponesi
- 1/8 cucchiaino pepe
- 2 cucchiai di cipolla in polvere
- 1 cucchiaio di zenzero, tritato

82

- 2 cucchiai di salsa tamari, senza glutine
- 1 cucchiaino sale
- Vaso fumante

Per la salsa:

- 4 spicchi d'aglio tritati
- 1 cucchiaino olio di sesamo tostato
- 4 cucchiai di salsa tamari, senza glutine
- 1/2 cucchiaino aceto di sidro di mele

Passi:

1. Tritare le melanzane in sezioni spesse circa un pollice. Fai una fetta per renderli come un panino aperto, ma non affettando fino in fondo.
2. Usa un frullatore di cibo per montare lo zenzero, il maiale macinato, il sale, la polvere di cipolla, la salsa tamari e il sale fino a quando non viene combinato completamente.
3. Versare il composto uniformemente nelle 4 sezioni di melanzane.
4. Trasferire gli hamburger su un piroscafo e cuocere per circa 20 minuti.
5. Nel frattempo, in un piatto da portata di vetro, frullare l'aglio, l'olio di sesamo tostato, la salsa tamari e l'aceto di sidro di mele fino a quando non è liscio.
6. Rimuovere gli hamburger dal piroscafo e posizionare su un piatto da portata.

7. Servire immediatamente con la salsa di immersione e gustare!

Suggerimento per la variazione:

Invece di usare la salsa tamari, puoi alternativamente sostituire 1/4 tazza di amino di cocco.

Principiante:

Deliziosa torta di

ricotta

Serve: 8

Tempo di preparazione: 10 minuti Tempo di cottura: 45 minuti

ingredienti:

- 2 uova
- 1/2 tazza erythritol
- 1/4 tazza farina di cocco
- 15 oz ricotta
- Pizzico di sale

Indicazioni:

1. Preriscaldare il forno a 350 F/ 180 C.
2. Spruzzare una teglia da 9 pollici con spray da cucina e mettere da parte.
3. In una ciotola sbattere le uova.

4. Aggiungere gli ingredienti rimanenti e mescolare fino a quando ben combinati.

5. Trasferire la pastella in teglia preparata.

6. Cuocere in forno preriscaldato per 45 minuti.

7. Rimuovere la teglia dal forno e lasciare raffreddare completamente.

8. Affettare e servire.

Per porzione: carboidrati netti: 2,9 g; Calorie: 91; Grasso totale: 5,4 g; Grassi saturi: 3g

Proteine: 7,5 g; Carboidrati: 3.1g; Fibra: 0,2 g; Zucchero: 0,3 g; Grassi 55% / Proteine 33% / Carboidrati 12%

DESSERT CONGELATO: PRINCIPIANTE

Gelato alla menta perfetto

Serve: 8

Tempo di preparazione: 10 minuti Tempo di cottura: 45 minuti

ingredienti:

- 1 tuorlo d'uovo
- 1/4 cucchiaino estratto di menta piperita
- 1/2 tazza erythritol
- 1 1/2 tazze panna da frusta pesante

Indicazioni:

1. Aggiungere tutti gli ingredienti alla ciotola e frullare fino a quando ben combinati.
2. Versare la miscela di gelato nel gelatiere e sfornare il gelato secondo le istruzioni della macchina.
3. Servire e divertirsi.

Per porzione: carboidrati netti: 0,7 g; Calorie: 85; Grasso totale: 8.9g; Grassi saturi: 5,4 g

Proteine: 0,8 g; Carboidrati: 0,7 g; Fibra: 0g; Zucchero: 0,1 g; Grassi 94% / Proteine 3% / Carboidrati 3%

RICETTE PER LA COLAZIONE

Ripieno di torte

cilene

Tutto fuori: 20 min Preparazione: 5 min

Latente: 5 min

Cuoco: 10 min

Resa: 4 porzioni

ingredienti

- 1/2 tazze brodo di pollo a basso contenuto di sodio
- 4 cucchiai di margarina
- 2 tazze mix aromatizzato solidificato: cipolla tagliata, mix di pepe verde e rosso (prescritto: PictSweet)
- 1 cucchiaino gocce di peperone rosso
- 1 (6 oncia) scatola cornbread ripieno miscela

direzione

1. In una padella media, consolidare il brodo di pollo, la margarina, il mix aromatizzato e le gocce di peperone rosso. Riscaldare fino al punto di ebollizione.
2. Frullare nella miscela di ripieno e diffondersi. Espellere dal calore. Lascia riposare 5 minuti.

Schiarere con la forchetta. Servire caldo.

Principianti: Pane all'aglio sobbollito

Tutto fuori: 1 ora e 20 minuti

Preparazione: 10 min

Cuoco: 1 ora e 10 minuti

Resa: da 6 a 8 porzioni

Valori nutrizionali:

Grasso: 35 g.

Proteine: 6 g.

Carboidrati: 5 g.

ingredienti

- 4 teste aglio

- 1/3 tazza di olio extravergine di oliva

- 3 rametti timo, oltre a 1 cucchiaio finemente tagliato

- Sale scuro e pepe scuro macinato croccante

- 8 cucchiai di margarina non salata (1 bastone), a temperatura ambiente

- 1 porzione di pane buono e duro, tagliato a tagli

direzione

1. Preriscaldare il polli da carne a 350 gradi F.

2. Taglia la parte superiore di ogni testa d'aglio, scoprendo gli spicchi d'garofano. Avvistare le teste d'aglio (tagliate lateralmente), su un po 'di foglio di alluminio solido come la roccia. Versare l'olio d'oliva su di loro e finire con molle di

timo. Condire con sale e pepe. Avvolgere saldamente il foglio. Individuare in un piccolo contenitore a prova di forno e riscaldare fino a quando i chiodi di garofano iniziano a volare fuori, circa 60 minuti. Espellere dalla stufa e raffreddare.

3. Per espellere gli spicchi, aprire il foglio e schiacciare la parte inferiore della testa d'aglio. In una piccola ciotola, schiacciare i chiodi di garofano per incorniciare una colla. (Ora la colla può essere utilizzata o messa

   più fresco o più fresco.)

4. Aggiungere la margarina e il timo tagliato nella ciotola, mescolando per unire. Condire con sale e pepe, a piacere.

5. Tostare i due lati del pane, utilizzando un barbecue caldo, un piatto di polli da carne fiamma o una griglia. Stendere la colla di margarina all'aglio cotta sul pane tostato. Servi subito.

Pane al pesto al basilico

Completo: 15 min

Preparazione: 10 min

Cuoco: 5 min

Resa: 6 porzioni

Valori nutrizionali:

Grasso: 27 g.

Proteine: 4 g.

Carboidrati: 3 g.

ingredienti

- 2 tazze nuove foglie di basilico
- 1/2 tazza di parmigiano macinato o romano
- 1/2 tazza pinoli, tostati
- 4 spicchi d'aglio, generalmente hackerati
- 1/4 di cucchiaino di sale
- 1/2 tazza di olio d'oliva
- 1 pagnotta

direzione

1. Per il pesto, consolidare tutti i fissaggi in un processore di nutrimento o un frullatore. Purea fino a quando la miscela modella una colla liscia e spessa. Taglia la pagnotta per la lunga strada su un piano livellato. Stendere il pesto sui lati tagliati della pagnotta e tostare

nel polli da carne fino a quando è fresco e brillante.

RICETTE SNACK

Principianti: Pane

Keto Ciabatta

Tempo di preparazione: 1 ora di cottura: 30 minuti

Porzioni:8

Valori nutrizionali:

Grasso: 11 g.

Proteine: 3 g.

Carboidrati: 4 g.

ingredienti:

- 1 tazza Farina di mandorle
- 1/4 tazza Polvere buccia di psillio
- 1/2 cucchiaino sale
- 1 cucchiaino lievito in polvere
- 3 cucchiai di olio d'oliva
- 1 cucchiaino sciroppo d'acero
- 1 cucchiaio di lievito secco attivo
- 1 tazza acqua calda
- 1 cucchiaio di rosmarino tritato

Indicazioni:

1. In una ciotola mescolare acqua tiepida, sciroppo d'acero e lievito. Lasciare per 10 minuti.

2. In una ciotola separata, sbattere insieme farina di mandorle, buccia di psillio in polvere, sale, rosmarino tritato e lievito in polvere.

3. Mescolare la miscela di olio d'oliva e lievito negli ingredienti secchi fino a formare un impasto liscio.

4. Impastare l'impasto fino a quando liscio.

5. Dividere l'impasto.

6. Impostare entrambi i panini su una teglia foderata con pergamena. Lasciare lievitare per un'ora.

7. Cuocere in forno per 30 minuti a 380F.

cena

Gratin di cavolfiore

Tutto fuori: 50 min Preparazione: 20 min

Cuoco: 30 min

Resa: da 4 a 6 porzioni

ingredienti

- Cavolfiore testa da 1 (3 libbre), tagliato in enormi cimette

- Sale in forma

- 4 cucchiai (1/2 bastone) margarina non salata, partizionata

- 3 cucchiai di farina universalmente maneggevole

- 2 tazze di latte caldo

- 1/2 cucchiaino di pepe scuro macinato naturalmente

- 1/4 di cucchiaino di noce moscata macinata

- 3/4 tazza terra naturale Gruyere, diviso

- 1/2 tazza parmigiano macinato naturalmente

- 1/4 tazza scarti di pane croccante

direzione

1. Preriscaldare il polli da carne a 375 gradi F.

2. Cuocere le cimette di cavolfiore in un'enorme pentola di acqua salata gorgogliante per 5-6 minuti, fino a quando non è delicata ma allo stesso tempo soda. Canale.

3. Nel tempo medio, liquefare 2 cucchiai di diffusione in una pentola media a basso calore. Includere la farina, mescolando continuamente con un cucchiaio di legno per 2 minuti. Svuotare il latte caldo nella miscela di farina spalmata e mescolare fino a raggiungere il punto di ebollizione. Bolla, sbattendo continuamente, per 1 minuto, o fino ad ispessimento. Fuori dal calore, includere 1 cucchiaino di sale, pepe, noce moscata, 1/2 tazza di Gruyere e parmigiano.

4. Versare 1/3 della salsa sulla base di un piatto di preparazione da 8 per 11 per 2 pollici. Individuare il cavolfiore impoverito in cima e successivamente stendere il resto della salsa uniformemente in cima. Consolidare i pezzi di pane con il resto della tazza 1/4 di Gruyere e cospargere sopra. Ammorbidire il resto dei 2 cucchiai di margarina e cospargere il gratin. Cospargere di sale e pepe. Prepararsi per 25-30 minuti, fino a quando la parte superiore non viene saltata. Servire caldo o a temperatura ambiente.

RICETTE PER IL PRANZO

Pane nuvoloso

Tempo di cottura: 30 min Resa: 8

nuvole

Fatti nutrizionali: 37 calorie per nube: carboidrati 0,3g, grassi 3g e proteine 2,4 g.

ingredienti:

- 1/4 cucchiaino panna di tartaro
- 3 uova
- 3 cucchiai di crema di formaggio

Passi:

1. Riscaldare il forno a 170 C.
2. Preparare la teglia.
3. Sbattere dopo aver separato le whotes all'uovo dallo york con crema tartara per 2-3 minuti utilizzando un miscelatore a mano fino a picchi rigidi.
4. Mescolare i tuorli e la crema di formaggio separatamente.
5. Combina i bianchi con i tuorli dolcemente.
6. Formare 8 tumuli e posizionare l'impasto sulla teglia, unto.
7. Cuocere in forno per 30 minuti.

98

Pane al prosciutto,

rosmarino e pepe

Resa: 1 porzione enorme, circa 12 porzioni

ingredienti

- 1 fascio (2 cucchiaini e 1/2 cucchiaino) lievito secco dinamico

- 1/4 tazza di acqua calda (da 105 a 110 gradi F)

- 2 cucchiai di olio extravergine di oliva aggiuntivo

  - 1/2 cucchiaino sale

  - 3/4 cucchiaino grossolanamente rotto pepe scuro

  - 3 1/2 tazze di pane o farina non smarrita generalmente utile, intorno

  - 4 once (1/4 di spessore) prosciutto tagliato, hackerato in dadi da 1/4 di pollice

  - 1/2 cucchiai di rosmarino croccante tagliato o 2 cucchiaini di rosmarino essiccato

direzione

1. In un'enorme ciotola o nella ciotola di un frullatore elettrico solido come una roccia, cospargere il lievito sull'acqua e mescolare. Lasciare rimanere fino a quando il lievito si addolci, circa 10 minuti. Mescolare per rompere il lievito.

2. Utilizzando un cucchiaio di legno o il bordo affilato del remo del frullatore, mescolare l'olio, il sale e il pepe.

Sbattere lentamente con abbastanza farina per fare una miscela arruffata che cancella i lati della ciotola.

3. Nel caso di manipolazione a mano, girare la pastella su una superficie di lavoro delicatamente infarinato. Manipolare la pastella, compresa più farina come richiesto, fino a quando la miscela è liscia e versatile, circa 10 minuti.

4. In caso di lavoro a macchina, passare al rullante della pastella e manipolare a velocità medio-bassa fino a quando la miscela è liscia e flessibile, circa 8 minuti. Ogni volta che lo si desidera, manipolare sulla superficie di lavoro per verificare la coerenza.

5. Modellare la miscela in una palla. Spostare la pastella in una ciotola enorme delicatamente oliata. Vai a rivestire il composto con olio. Stendere saldamente con un involucro saran. Dare all'accesso al supporto un punto caldo fino a moltiplicarsi in volume, circa 60 minuti.

6. Punzonare la miscela e modellare in una palla. Riportare la pastella nella ciotola, andare a rivestire con olio, stendere e lasciare salire fino a moltiplicarsi ancora una volta, circa 45 minuti.

7. Posizionare un rack nel punto focale della stufa e preriscaldare a 400 gradi
   F. Olia dolcemente un enorme foglio di preparazione.

8. Spegnere la pastella sulla superficie di lavoro. Ply, lavorando continuamente nel prosciutto e nel

rosmarino. Lisciare la pastella in un cerchio da 12 pollici. A partire da una lunga estremità, sposta verso l'alto lo stile jam move. Spremere le pieghe chiuse. Individuare su un foglio di preparazione, piegare lateralmente verso il basso. Stendere liberamente con un involucro saran. Lasciare salire fino a moltiplicarsi in volume, circa 30 minuti.

9. Utilizzando una lama affilata, tagliare 3 tagli inclinanti poco profondi nel punto più alto del pane. Preparare fino a quando il pane è più scuro brillante e suona vuoto quando toccato negli ultimi, da 35 a 40 minuti. Raffreddare totalmente su una griglia. Quando lo si desidera, racchiudere con un foglio di alluminio e conservare a temperatura ambiente fino a 8 ore prima di servire.

Cracker con semi di lino

Tempo di preparazione: 20 minuti Tempo di
cottura: 20 minuti Porzioni: 10

Valori nutrizionali:

Calorie 104 Carboidrati totali 10,8 g

Proteine 3 g

Grassi totali 5,9 g

ingredienti:

- 2 cucchiai di semi di lino
- 1/3 tazza latte
- 2 cucchiai di olio di cocco
- 1 tazza di farina di cocco
- 1/2 cucchiaino lievito in polvere
- 1 cucchiaino eritolo

Indicazioni:

1. Unire la farina con lievito, eritolo e semi di lino.
2. Aggiungere gradualmente latte e olio e impastare l'impasto.
3. Avvolgere l'impasto in un involucro di plastica e mettere in frigo per 15 minuti.
4. Dividilo e stendola con un mattarello spesso circa 0,1 pollici.
5. Ritaglia i triangoli.
6. Cuocere a 390 °F per 20 minuti.

IL PRANZO CHETO

Giovedì: Pranzo:

Piatto prosciutto

e brie

Come un hoagie, ma molto meglio.

Suggerimento di variazione: questa è una situazione mix-and-match, quindi sperimenta diversi formaggi e salumi.

Tempo di preparazione: 5 minuti Tempo di cottura: nessuno serve 2

Cosa c'è in esso

- Prosciutto, affettato sottile (9 once)
- Formaggio brie (5 once)
- Acciughe (2/3 once
- Pesto verde (2 T)
- Olive Kalamata (10 qty)
- Spinaci per bambini (1/6 oncia)
- Maionese (.5 tazza)
- Foglie di basilico fresco (10 qty)

L'essenziale Cookboo dietetico Keto

Come è fatto

Posizionare gli ingredienti su un piatto con una porzione di maionese.

Carboidrati netti: 6 grammi Grasso: 103 grammi

Proteine: 40 grammi

Zuccheri: 0 grammi

CHETO A CENA

Giovedì: Cena: In movimento ali di pollo con fagiolini

Abbiamo deciso di incorporare un'idea di pasto qui per illustrare come puoi costruire i tuoi pasti cheto quando sei premuto per il tempo.

Cosa c'è in esso:

- Ali di pollo affumicate pecan (congelate, disponibili al WalMart)
- Fagiolini francesi sul mercato (freschi e confezionati per microwaving, disponibili presso Walmart.
- Come è fatto:
- Preriscaldare il forno a 425.
- Cuocere le ali di pollo per 30-35 minuti.
- Quando le ali di pollo sono quasi fatte, mettere i fagioli all'interno di un forno a microonde nella borsa e cuocere per 2-3 minuti.
- Togliere i fagioli e condire con burro o olio d'oliva, e sale e pepe.
- Divertiti con le tue ali di pollo!

Carboidrati netti: 7 grammi

1. Grasso: 14 grammi per 4 once di porzione di pollo, assicurati di aggiungere burro o olio d'oliva usato
2. Proteine: 14 grammi per 4 once porzione di pollo
3. Zuccheri: 3 grammi

CPSIA information can be obtained
at www.ICGtesting.com
Printed in the USA
BVHW090831280521
608293BV00005B/1391